Libro de registro de la manga gástrica

Este libro pertenece a:

Este libro le ayudará a realizar un seguimiento de su dieta diaria, sus emociones, la ingesta de vitaminas y suplementos, los patrones de sueño, la ingesta de proteínas, el consumo de agua y mucho más.

Libro de registro de la manga gástrica

Fecha : / /

Peso

Consumo de agua

1 Taza = 8 OZ

Medicamentos/suplementos

	bajo	medio	alto
Calidad del sueño	○	○	○
Nivel de energía	○	○	○
Nivel de actividad	○	○	○

Mi estado de ánimo   mal — normal — bien
○○○○○○○○○

Ejercicio

Notas, objetivos, acontecimientos diarios

Registro de alimentos

Alimentación	Tiempo	Inmediatamente	Después de 1 hora	Después de 3 horas

Realice un seguimiento de su dieta, estado de ánimo, comidas, calorías, medicamentos/suplementos, ejercicio, peso y cirugía de bypass gástrico.

Libro de registro de la manga gástrica

Fecha :   /   /

Peso

Consumo de agua

1 Taza = 8 OZ

Medicamentos/suplementos

	bajo	medio	alto
Calidad del sueño	○	○	○
Nivel de energía	○	○	○
Nivel de actividad	○	○	○

Mi estado de ánimo   mal   normal   bien

Ejercicio

Notas, objetivos, acontecimientos diarios

Registro de alimentos

Alimentación	Tiempo	Inmediatamente	Después de 1 hora	Después de 3 horas

Realice un seguimiento de su dieta, estado de ánimo, comidas, calorías,medicamentos/suplementos, ejercicio, peso y cirugía de bypass gástrico.

Libro de registro de la manga gástrica

Fecha :   /   /

Peso

Consumo de agua

1 Taza = 8 OZ

Medicamentos/suplementos

	bajo	medio	alto
Calidad del sueño	○	○	○
Nivel de energía	○	○	○
Nivel de actividad	○	○	○

Mi estado de ánimo   mal — normal — bien   ○○○○○○○○○

Ejercicio

Notas, objetivos, acontecimientos diarios

Registro de alimentos

Alimentación	Tiempo	Inmediatamente	Después de 1 hora	Después de 3 horas

Realice un seguimiento de su dieta, estado de ánimo, comidas, calorías, medicamentos/suplementos, ejercicio, peso y cirugía de bypass gástrico.

Libro de registro de la manga gástrica

Fecha :   / /

Peso

Consumo de agua

1 Taza = 8 OZ

Medicamentos/suplementos

	bajo	medio	alto
Calidad del sueño	○	○	○
Nivel de energía	○	○	○
Nivel de actividad	○	○	○

Mi estado de ánimo   mal — normal — bien   ○○○○○○○○○

Ejercicio

Notas, objetivos, acontecimientos diarios

Registro de alimentos

Alimentación	Tiempo	Inmediatamente	Después de 1 hora	Después de 3 horas

Realice un seguimiento de su dieta, estado de ánimo, comidas, calorías,medicamentos/suplementos, ejercicio, peso y cirugía de bypass gástrico.

Libro de registro de la manga gástrica

Fecha : / /

Peso

Consumo de agua

1 Taza = 8 OZ

Medicamentos/suplementos

	bajo	medio	alto
Calidad del sueño	○	○	○
Nivel de energía	○	○	○
Nivel de actividad	○	○	○

Mi estado de ánimo   mal — normal — bien

Ejercicio

Notas, objetivos, acontecimientos diarios

Registro de alimentos

Alimentación	Tiempo	Inmediatamente	Después de 1 hora	Después de 3 horas

Realice un seguimiento de su dieta, estado de ánimo, comidas, calorías, medicamentos/suplementos, ejercicio, peso y cirugía de bypass gástrico.

Libro de registro de la manga gástrica

Fecha : / /

Peso

Consumo de agua

1 Taza = 8 OZ

Medicamentos/suplementos

	bajo	medio	alto
Calidad del sueño	○	○	○
Nivel de energía	○	○	○
Nivel de actividad	○	○	○

Mi estado de ánimo   mal — normal — bien   ○○○○○○○○○

Ejercicio

Notas, objetivos, acontecimientos diarios

Registro de alimentos

Alimentación	Tiempo	Inmediatamente	Después de 1 hora	Después de 3 horas

Realice un seguimiento de su dieta, estado de ánimo, comidas, calorías, medicamentos/suplementos, ejercicio, peso y cirugía de bypass gástrico.

Libro de registro de la manga gástrica

Fecha : / /

Peso

Consumo de agua

1 Taza = 8 OZ

Medicamentos/suplementos

	bajo	medio	alto
Calidad del sueño	○	○	○
Nivel de energía	○	○	○
Nivel de actividad	○	○	○

Mi estado de ánimo

mal — normal — bien

○○○○○○○○○

Ejercicio

Notas, objetivos, acontecimientos diarios

Registro de alimentos

Alimentación	Tiempo	Inmediatamente	Después de 1 hora	Después de 3 horas

Realice un seguimiento de su dieta, estado de ánimo, comidas, calorías, medicamentos/suplementos, ejercicio, peso y cirugía de bypass gástrico.

Libro de registro de la manga gástrica

Fecha : / /

Peso

Consumo de agua

1 Taza = 8 OZ

Medicamentos/suplementos

	bajo	medio	alto
Calidad del sueño	○	○	○
Nivel de energía	○	○	○
Nivel de actividad	○	○	○

Mi estado de ánimo mal — normal — bien ○○○○○○○○○

Ejercicio

Notas, objetivos, acontecimientos diarios

Registro de alimentos

Alimentación	Tiempo	Inmediatamente	Después de 1 hora	Después de 3 horas

Realice un seguimiento de su dieta, estado de ánimo, comidas, calorías, medicamentos/suplementos, ejercicio, peso y cirugía de bypass gástrico.

Libro de registro de la manga gástrica

Fecha :   / /

Peso

Consumo de agua

1 Taza = 8 OZ

Medicamentos/suplementos

	bajo	medio	alto
Calidad del sueño	○	○	○
Nivel de energía	○	○	○
Nivel de actividad	○	○	○

Mi estado de ánimo   mal — normal — bien

Ejercicio

Notas, objetivos, acontecimientos diarios

Registro de alimentos

Alimentación	Tiempo	Inmediatamente	Después de 1 hora	Después de 3 horas

Realice un seguimiento de su dieta, estado de ánimo, comidas, calorías, medicamentos/suplementos, ejercicio, peso y cirugía de bypass gástrico.

Libro de registro de la manga gástrica

Fecha :   / /

Peso

Consumo de agua

1 Taza = 8 OZ

Medicamentos/suplementos

	bajo	medio	alto
Calidad del sueño	○	○	○
Nivel de energía	○	○	○
Nivel de actividad	○	○	○

Mi estado de ánimo   mal — normal — bien   ○○○○○○○○○

Ejercicio

Notas, objetivos, acontecimientos diarios

Registro de alimentos

Alimentación	Tiempo	Inmediatamente	Después de 1 hora	Después de 3 horas

Realice un seguimiento de su dieta, estado de ánimo, comidas, calorías, medicamentos/suplementos, ejercicio, peso y cirugía de bypass gástrico.

Libro de registro de la manga gástrica

Fecha : / /

Peso

Consumo de agua

1 Taza = 8 OZ

Medicamentos/suplementos

	bajo	medio	alto
Calidad del sueño	○	○	○
Nivel de energía	○	○	○
Nivel de actividad	○	○	○

Mi estado de ánimo   mal — normal — bien
○○○○○○○○○

Ejercicio

Notas, objetivos, acontecimientos diarios

Registro de alimentos

Alimentación	Tiempo	Inmediatamente	Después de 1 hora	Después de 3 horas

Realice un seguimiento de su dieta, estado de ánimo, comidas, calorías, medicamentos/suplementos, ejercicio, peso y cirugía de bypass gástrico.

Libro de registro de la manga gástrica

Fecha : / /

Peso

Consumo de agua

1 Taza = 8 OZ

Medicamentos/suplementos

	bajo	medio	alto
Calidad del sueño	○	○	○
Nivel de energía	○	○	○
Nivel de actividad	○	○	○

Mi estado de ánimo mal — normal ▾ — bien ▾

○○○○○○○○○

Ejercicio

Notas, objetivos, acontecimientos diarios

Registro de alimentos

Alimentación	Tiempo	Inmediatamente	Después de 1 hora	Después de 3 horas

Realice un seguimiento de su dieta, estado de ánimo, comidas, calorías,medicamentos/suplementos, ejercicio, peso y cirugía de bypass gástrico.

Libro de registro de la manga gástrica

Fecha :   / /

Peso

Medicamentos/suplementos

Consumo de agua

1 Taza = 8 OZ

	bajo	medio	alto
Calidad del sueño	○	○	○
Nivel de energía	○	○	○
Nivel de actividad	○	○	○

Mi estado de ánimo   mal · normal · bien ○○○○○○○○○

Ejercicio

Notas, objetivos, acontecimientos diarios

Registro de alimentos

Alimentación	Tiempo	Inmediatamente	Después de 1 hora	Después de 3 horas

Realice un seguimiento de su dieta, estado de ánimo, comidas, calorías, medicamentos/suplementos, ejercicio, peso y cirugía de bypass gástrico.

Libro de registro de la manga gástrica

Fecha :   / /

Peso

Consumo de agua

1 Taza = 8 OZ

Medicamentos/suplementos

	bajo	medio	alto
Calidad del sueño	○	○	○
Nivel de energía	○	○	○
Nivel de actividad	○	○	○

Mi estado de ánimo   mal — normal — bien   ○○○○○○○○○

Ejercicio

Notas, objetivos, acontecimientos diarios

Registro de alimentos

Alimentación	Tiempo	Inmediatamente	Después de 1 hora	Después de 3 horas

Realice un seguimiento de su dieta, estado de ánimo, comidas, calorías, medicamentos/suplementos, ejercicio, peso y cirugía de bypass gástrico.

Libro de registro de la manga gástrica

Fecha : / /

Peso

Consumo de agua

1 Taza = 8 OZ

Medicamentos/suplementos

	bajo	medio	alto
Calidad del sueño	○	○	○
Nivel de energía	○	○	○
Nivel de actividad	○	○	○

Mi estado de ánimo mal — normal — bien
○○○○○○○○○

Ejercicio

Notas, objetivos, acontecimientos diarios

Registro de alimentos

Alimentación	Tiempo	Inmediatamente	Después de 1 hora	Después de 3 horas

Realice un seguimiento de su dieta, estado de ánimo, comidas, calorías, medicamentos/suplementos, ejercicio, peso y cirugía de bypass gástrico.

Libro de registro de la manga gástrica

Fecha : / /

Peso

Consumo de agua

1 Taza = 8 OZ

Medicamentos/suplementos

	bajo	medio	alto
Calidad del sueño	○	○	○
Nivel de energía	○	○	○
Nivel de actividad	○	○	○

Mi estado de ánimo — mal · normal · bien

Ejercicio

Notas, objetivos, acontecimientos diarios

Registro de alimentos

Alimentación	Tiempo	Inmediatamente	Después de 1 hora	Después de 3 horas

Realice un seguimiento de su dieta, estado de ánimo, comidas, calorías, medicamentos/suplementos, ejercicio, peso y cirugía de bypass gástrico.

Libro de registro de la manga gástrica

Fecha : / /

Peso

Consumo de agua

1 Taza = 8 OZ

Medicamentos/suplementos

	bajo	medio	alto
Calidad del sueño	○	○	○
Nivel de energía	○	○	○
Nivel de actividad	○	○	○

Mi estado de ánimo mal · normal · bien

Ejercicio

Notas, objetivos, acontecimientos diarios

Registro de alimentos

Alimentación	Tiempo	Inmediatamente	Después de 1 hora	Después de 3 horas

Realice un seguimiento de su dieta, estado de ánimo, comidas, calorías, medicamentos/suplementos, ejercicio, peso y cirugía de bypass gástrico.

Libro de registro de la manga gástrica

Fecha : / /

Peso

Consumo de agua

1 Taza = 8 OZ

Medicamentos/suplementos

	bajo	medio	alto
Calidad del sueño	○	○	○
Nivel de energía	○	○	○
Nivel de actividad	○	○	○

Mi estado de ánimo — mal · · · normal · · · bien ○○○○○○○○○

Ejercicio

Notas, objetivos, acontecimientos diarios

Registro de alimentos

Alimentación	Tiempo	Inmediatamente	Después de 1 hora	Después de 3 horas

Realice un seguimiento de su dieta, estado de ánimo, comidas, calorías,medicamentos/suplementos, ejercicio, peso y cirugía de bypass gástrico.

Libro de registro de la manga gástrica

Fecha :   /   /

Peso

Consumo de agua

1 Taza = 8 OZ

Medicamentos/suplementos

	bajo	medio	alto
Calidad del sueño	○	○	○
Nivel de energía	○	○	○
Nivel de actividad	○	○	○

Mi estado de ánimo   mal — normal — bien

○ ○ ○ ○ ○ ○ ○ ○ ○

Ejercicio

Notas, objetivos, acontecimientos diarios

Registro de alimentos

Alimentación	Tiempo	Inmediatamente	Después de 1 hora	Después de 3 horas

Realice un seguimiento de su dieta, estado de ánimo, comidas, calorías, medicamentos/suplementos, ejercicio, peso y cirugía de bypass gástrico.

Libro de registro de la manga gástrica

Fecha : / /

Peso

Consumo de agua

1 Taza = 8 OZ

Medicamentos/suplementos

	bajo	medio	alto
Calidad del sueño	○	○	○
Nivel de energía	○	○	○
Nivel de actividad	○	○	○

Mi estado de ánimo — mal / normal / bien
○○○○○○○○○

Ejercicio

Notas, objetivos, acontecimientos diarios

Registro de alimentos

Alimentación	Tiempo	Inmediatamente	Después de 1 hora	Después de 3 horas

Realice un seguimiento de su dieta, estado de ánimo, comidas, calorías, medicamentos/suplementos, ejercicio, peso y cirugía de bypass gástrico.

Libro de registro de la manga gástrica

Fecha :   /   /

Peso

Medicamentos/suplementos

Consumo de agua

1 Taza = 8 OZ

	bajo	medio	alto
Calidad del sueño	○	○	○
Nivel de energía	○	○	○
Nivel de actividad	○	○	○

Mi estado de ánimo   mal   normal   bien
○○○○○○○○○

Ejercicio

Notas, objetivos, acontecimientos diarios

Registro de alimentos

Alimentación	Tiempo	Inmediatamente	Después de 1 hora	Después de 3 horas

Realice un seguimiento de su dieta, estado de ánimo, comidas, calorías, medicamentos/suplementos, ejercicio, peso y cirugía de bypass gástrico.

Libro de registro de la manga gástrica

Fecha :   /   /

Peso

Consumo de agua

1 Taza = 8 OZ

Medicamentos/suplementos

	bajo	medio	alto
Calidad del sueño	○	○	○
Nivel de energía	○	○	○
Nivel de actividad	○	○	○

Mi estado de ánimo   mal — normal — bien   ○○○○○○○○○

Ejercicio

Notas, objetivos, acontecimientos diarios

Registro de alimentos

Alimentación	Tiempo	Inmediatamente	Después de 1 hora	Después de 3 horas

Realice un seguimiento de su dieta, estado de ánimo, comidas, calorías, medicamentos/suplementos, ejercicio, peso y cirugía de bypass gástrico.

Libro de registro de la manga gástrica

Fecha : / /

Peso

Consumo de agua

1 Taza = 8 OZ

Medicamentos/suplementos

	bajo	medio	alto
Calidad del sueño	○	○	○
Nivel de energía	○	○	○
Nivel de actividad	○	○	○

Mi estado de ánimo — mal · normal · bien

Ejercicio

Notas, objetivos, acontecimientos diarios

Registro de alimentos

Alimentación	Tiempo	Inmediatamente	Después de 1 hora	Después de 3 horas

Realice un seguimiento de su dieta, estado de ánimo, comidas, calorías, medicamentos/suplementos, ejercicio, peso y cirugía de bypass gástrico.

Libro de registro de la manga gástrica

Fecha :   /   /

Peso

Medicamentos/suplementos

____

____

____

Consumo de agua

1 Taza = 8 OZ

	bajo	medio	alto
Calidad del sueño	○	○	○
Nivel de energía	○	○	○
Nivel de actividad	○	○	○

Mi estado de ánimo

mal — normal — bien

○○○○○○○○○

Ejercicio

____

____

____

____

____

____

Notas, objetivos, acontecimientos diarios

____

____

____

____

____

____

Registro de alimentos

Alimentación	Tiempo	Inmediatamente	Después de 1 hora	Después de 3 horas

Realice un seguimiento de su dieta, estado de ánimo, comidas, calorías, medicamentos/suplementos, ejercicio, peso y cirugía de bypass gástrico.

Libro de registro de la manga gástrica

Fecha :   /   /

Peso

Consumo de agua

1 Taza = 8 OZ

Medicamentos/suplementos

	bajo	medio	alto
Calidad del sueño	◯	◯	◯
Nivel de energía	◯	◯	◯
Nivel de actividad	◯	◯	◯

Mi estado de ánimo   mal   normal   bien   ◯◯◯◯◯◯◯◯◯

Ejercicio

Notas, objetivos, acontecimientos diarios

Registro de alimentos

Alimentación	Tiempo	Inmediatamente	Después de 1 hora	Después de 3 horas

Realice un seguimiento de su dieta, estado de ánimo, comidas, calorías, medicamentos/suplementos, ejercicio, peso y cirugía de bypass gástrico.

Libro de registro de la manga gástrica

Fecha : / /

Peso

Consumo de agua

1 Taza = 8 OZ

Medicamentos/suplementos

	bajo	medio	alto
Calidad del sueño	○	○	○
Nivel de energía	○	○	○
Nivel de actividad	○	○	○

Mi estado de ánimo   mal normal bien
○○○○○○○○○

Ejercicio

Notas, objetivos, acontecimientos diarios

Registro de alimentos

Alimentación	Tiempo	Inmediatamente	Después de 1 hora	Después de 3 horas

Realice un seguimiento de su dieta, estado de ánimo, comidas, calorías, medicamentos/suplementos, ejercicio, peso y cirugía de bypass gástrico.

Libro de registro de la manga gástrica

Fecha : / /	
Peso	

Medicamentos/suplementos

Consumo de agua

1 Taza = 8 OZ

	bajo	medio	alto
Calidad del sueño	○	○	○
Nivel de energía	○	○	○
Nivel de actividad	○	○	○

Mi estado de ánimo   mal   normal   bien
○○○○○○○○○

Ejercicio

Notas, objetivos, acontecimientos diarios

Registro de alimentos

Alimentación	Tiempo	Inmediatamente	Después de 1 hora	Después de 3 horas

Realice un seguimiento de su dieta, estado de ánimo, comidas, calorías, medicamentos/suplementos, ejercicio, peso y cirugía de bypass gástrico.

Libro de registro de la manga gástrica

Fecha :   /   /

Peso

Consumo de agua

1 Taza = 8 OZ

Medicamentos/suplementos

	bajo	medio	alto
Calidad del sueño	○	○	○
Nivel de energía	○	○	○
Nivel de actividad	○	○	○

Mi estado de ánimo   mal   normal   bien
○○○○○○○○○

Ejercicio

Notas, objetivos, acontecimientos diarios

Registro de alimentos

Alimentación	Tiempo	Inmediatamente	Después de 1 hora	Después de 3 horas

Realice un seguimiento de su dieta, estado de ánimo, comidas, calorías, medicamentos/suplementos, ejercicio, peso y cirugía de bypass gástrico.

Libro de registro de la manga gástrica

Fecha : / /

Peso

Consumo de agua

1 Taza = 8 OZ

Medicamentos/suplementos

	bajo	medio	alto
Calidad del sueño	○	○	○
Nivel de energía	○	○	○
Nivel de actividad	○	○	○

Mi estado de ánimo mal — normal — bien

Ejercicio

Notas, objetivos, acontecimientos diarios

Registro de alimentos

Alimentación	Tiempo	Inmediatamente	Después de 1 hora	Después de 3 horas

Realice un seguimiento de su dieta, estado de ánimo, comidas, calorías, medicamentos/suplementos, ejercicio, peso y cirugía de bypass gástrico.

Libro de registro de la manga gástrica

Fecha :   / /

Peso

Medicamentos/suplementos

Consumo de agua

1 Taza = 8 OZ

	bajo	medio	alto
Calidad del sueño	○	○	○
Nivel de energía	○	○	○
Nivel de actividad	○	○	○

Mi estado de ánimo   mal — normal — bien   ○○○○○○○○○

Ejercicio

Notas, objetivos, acontecimientos diarios

Registro de alimentos

Alimentación	Tiempo	Inmediatamente	Después de 1 hora	Después de 3 horas

Realice un seguimiento de su dieta, estado de ánimo, comidas, calorías, medicamentos/suplementos, ejercicio, peso y cirugía de bypass gástrico.

Libro de registro de la manga gástrica

Fecha :   /   /

Peso

Medicamentos/suplementos

Consumo de agua

1 Taza = 8 OZ

	bajo	medio	alto
Calidad del sueño	○	○	○
Nivel de energía	○	○	○
Nivel de actividad	○	○	○

Mi estado de ánimo   mal — normal — bien
○○○○○○○○○

Ejercicio

Notas, objetivos, acontecimientos diarios

Registro de alimentos

Alimentación	Tiempo	Inmediatamente	Después de 1 hora	Después de 3 horas

Realice un seguimiento de su dieta, estado de ánimo, comidas, calorías, medicamentos/suplementos, ejercicio, peso y cirugía de bypass gástrico.

Libro de registro de la manga gástrica

Fecha :   /   /

Peso

Medicamentos/suplementos

Consumo de agua

1 Taza = 8 OZ

	bajo	medio	alto
Calidad del sueño	○	○	○
Nivel de energía	○	○	○
Nivel de actividad	○	○	○

Mi estado de ánimo   mal — normal — bien
○○○○○○○○○

Ejercicio

Notas, objetivos, acontecimientos diarios

Registro de alimentos

Alimentación	Tiempo	Inmediatamente	Después de 1 hora	Después de 3 horas

Realice un seguimiento de su dieta, estado de ánimo, comidas, calorías, medicamentos/suplementos, ejercicio, peso y cirugía de bypass gástrico.

Libro de registro de la manga gástrica

Fecha : / /

Peso

Consumo de agua

1 Taza = 8 OZ

Medicamentos/suplementos

	bajo	medio	alto
Calidad del sueño	○	○	○
Nivel de energía	○	○	○
Nivel de actividad	○	○	○

Mi estado de ánimo mal — normal — bien ○○○○○○○○○

Ejercicio

Notas, objetivos, acontecimientos diarios

Registro de alimentos

Alimentación	Tiempo	Inmediatamente	Después de 1 hora	Después de 3 horas

Realice un seguimiento de su dieta, estado de ánimo, comidas, calorías, medicamentos/suplementos, ejercicio, peso y cirugía de bypass gástrico.

Libro de registro de la manga gástrica

Fecha : / /

Peso

Consumo de agua

1 Taza = 8 OZ

Medicamentos/suplementos

	bajo	medio	alto
Calidad del sueño	○	○	○
Nivel de energía	○	○	○
Nivel de actividad	○	○	○

Mi estado de ánimo   mal — normal — bien
○○○○○○○○○

Ejercicio

Notas, objetivos, acontecimientos diarios

Registro de alimentos

Alimentación	Tiempo	Inmediatamente	Después de 1 hora	Después de 3 horas

Realice un seguimiento de su dieta, estado de ánimo, comidas, calorías, medicamentos/suplementos, ejercicio, peso y cirugía de bypass gástrico.

Libro de registro de la manga gástrica

Fecha :   /   /

Peso

Medicamentos/suplementos

Consumo de agua

1 Taza = 8 OZ

	bajo	medio	alto
Calidad del sueño	○	○	○
Nivel de energía	○	○	○
Nivel de actividad	○	○	○

Mi estado de ánimo   mal   normal   bien

Ejercicio

Notas, objetivos, acontecimientos diarios

Registro de alimentos

Alimentación	Tiempo	Inmediatamente	Después de 1 hora	Después de 3 horas

Realice un seguimiento de su dieta, estado de ánimo, comidas, calorías, medicamentos/suplementos, ejercicio, peso y cirugía de bypass gástrico.

Libro de registro de la manga gástrica

Fecha : / /

Peso

Consumo de agua

1 Taza = 8 OZ

Medicamentos/suplementos

	bajo	medio	alto
Calidad del sueño	○	○	○
Nivel de energía	○	○	○
Nivel de actividad	○	○	○

Mi estado de ánimo mal — normal — bien
○○○○○○○○○

Ejercicio

Notas, objetivos, acontecimientos diarios

Registro de alimentos

Alimentación	Tiempo	Inmediatamente	Después de 1 hora	Después de 3 horas

Realice un seguimiento de su dieta, estado de ánimo, comidas, calorías, medicamentos/suplementos, ejercicio, peso y cirugía de bypass gástrico.

Libro de registro de la manga gástrica

Fecha :   / /

Peso

Medicamentos/suplementos

Consumo de agua

1 Taza = 8 OZ

	bajo	medio	alto
Calidad del sueño	○	○	○
Nivel de energía	○	○	○
Nivel de actividad	○	○	○

Mi estado de ánimo   mal — normal — bien

○○○○○○○○○

Ejercicio

Notas, objetivos, acontecimientos diarios

Registro de alimentos

Alimentación	Tiempo	Inmediatamente	Después de 1 hora	Después de 3 horas

Realice un seguimiento de su dieta, estado de ánimo, comidas, calorías, medicamentos/suplementos, ejercicio, peso y cirugía de bypass gástrico.

Libro de registro de la manga gástrica

Fecha :   /   /

Peso

Medicamentos/suplementos

Consumo de agua

1 Taza = 8 OZ

	bajo	medio	alto
Calidad del sueño	◯	◯	◯
Nivel de energía	◯	◯	◯
Nivel de actividad	◯	◯	◯

Mi estado de ánimo   mal   normal   bien
◯◯◯◯◯◯◯◯◯

Ejercicio

Notas, objetivos, acontecimientos diarios

Registro de alimentos

Alimentación	Tiempo	Inmediatamente	Después de 1 hora	Después de 3 horas

Realice un seguimiento de su dieta, estado de ánimo, comidas, calorías, medicamentos/suplementos, ejercicio, peso y cirugía de bypass gástrico.

Libro de registro de la manga gástrica

Fecha : / /

Peso

Consumo de agua

1 Taza = 8 OZ

Medicamentos/suplementos

	bajo	medio	alto
Calidad del sueño	○	○	○
Nivel de energía	○	○	○
Nivel de actividad	○	○	○

Mi estado de ánimo — mal · normal · bien

Ejercicio

Notas, objetivos, acontecimientos diarios

Registro de alimentos

Alimentación	Tiempo	Inmediatamente	Después de 1 hora	Después de 3 horas

Realice un seguimiento de su dieta, estado de ánimo, comidas, calorías, medicamentos/suplementos, ejercicio, peso y cirugía de bypass gástrico.

Libro de registro de la manga gástrica

Fecha :   / /

Peso

Consumo de agua

1 Taza = 8 OZ

Medicamentos/suplementos

	bajo	medio	alto
Calidad del sueño	○	○	○
Nivel de energía	○	○	○
Nivel de actividad	○	○	○

Mi estado de ánimo mal — normal — bien ○○○○○○○○○

Ejercicio

Notas, objetivos, acontecimientos diarios

Registro de alimentos

Alimentación	Tiempo	Inmediatamente	Después de 1 hora	Después de 3 horas

Realice un seguimiento de su dieta, estado de ánimo, comidas, calorías, medicamentos/suplementos, ejercicio, peso y cirugía de bypass gástrico.

Libro de registro de la manga gástrica

Fecha :   /   /

Peso

Medicamentos/suplementos

Consumo de agua

1 Taza = 8 OZ

	bajo	medio	alto
Calidad del sueño	○	○	○
Nivel de energía	○	○	○
Nivel de actividad	○	○	○

Mi estado de ánimo   mal ─ normal ─ bien

Ejercicio

Notas, objetivos, acontecimientos diarios

Registro de alimentos

Alimentación	Tiempo	Inmediatamente	Después de 1 hora	Después de 3 horas

Realice un seguimiento de su dieta, estado de ánimo, comidas, calorías, medicamentos/suplementos, ejercicio, peso y cirugía de bypass gástrico.

Libro de registro de la manga gástrica

Fecha :   / /

Peso

Consumo de agua

1 Taza = 8 OZ

Medicamentos/suplementos

	bajo	medio	alto
Calidad del sueño	○	○	○
Nivel de energía	○	○	○
Nivel de actividad	○	○	○

Mi estado de ánimo — mal — normal — bien

Ejercicio

Notas, objetivos, acontecimientos diarios

Registro de alimentos

Alimentación	Tiempo	Inmediatamente	Después de 1 hora	Después de 3 horas

Realice un seguimiento de su dieta, estado de ánimo, comidas, calorías, medicamentos/suplementos, ejercicio, peso y cirugía de bypass gástrico.

Libro de registro de la manga gástrica

Fecha :   / /

Peso

Consumo de agua

1 Taza = 8 OZ

Medicamentos/suplementos

	bajo	medio	alto
Calidad del sueño	○	○	○
Nivel de energía	○	○	○
Nivel de actividad	○	○	○

Mi estado de ánimo   mal — normal — bien
○○○○○○○○○

Ejercicio

Notas, objetivos, acontecimientos diarios

Registro de alimentos

Alimentación	Tiempo	Inmediatamente	Después de 1 hora	Después de 3 horas

Realice un seguimiento de su dieta, estado de ánimo, comidas, calorías,medicamentos/suplementos, ejercicio, peso y cirugía de bypass gástrico.

Libro de registro de la manga gástrica

Fecha : / /

Peso

Consumo de agua

1 Taza = 8 OZ

Medicamentos/suplementos

	bajo	medio	alto
Calidad del sueño	○	○	○
Nivel de energía	○	○	○
Nivel de actividad	○	○	○

Mi estado de ánimo mal — normal — bien ○○○○○○○○○

Ejercicio

Notas, objetivos, acontecimientos diarios

Registro de alimentos

Alimentación	Tiempo	Inmediatamente	Después de 1 hora	Después de 3 horas

Realice un seguimiento de su dieta, estado de ánimo, comidas, calorías, medicamentos/suplementos, ejercicio, peso y cirugía de bypass gástrico.

Libro de registro de la manga gástrica

Fecha : / /

Peso

Consumo de agua

1 Taza = 8 OZ

Medicamentos/suplementos

	bajo	medio	alto
Calidad del sueño	○	○	○
Nivel de energía	○	○	○
Nivel de actividad	○	○	○

Mi estado de ánimo mal — normal — bien ○○○○○○○○○

Ejercicio

Notas, objetivos, acontecimientos diarios

Registro de alimentos

Alimentación	Tiempo	Inmediatamente	Después de 1 hora	Después de 3 horas

Realice un seguimiento de su dieta, estado de ánimo, comidas, calorías, medicamentos/suplementos, ejercicio, peso y cirugía de bypass gástrico.

Libro de registro de la manga gástrica

Fecha : / /

Peso

Consumo de agua

1 Taza = 8 OZ

Medicamentos/suplementos

	bajo	medio	alto
Calidad del sueño	○	○	○
Nivel de energía	○	○	○
Nivel de actividad	○	○	○

Mi estado de ánimo   mal — normal — bien
○○○○○○○○○

Ejercicio

Notas, objetivos, acontecimientos diarios

Registro de alimentos

Alimentación	Tiempo	Inmediatamente	Después de 1 hora	Después de 3 horas

Realice un seguimiento de su dieta, estado de ánimo, comidas, calorías, medicamentos/suplementos, ejercicio, peso y cirugía de bypass gástrico.

Libro de registro de la manga gástrica

Fecha :   /   /

Peso

Consumo de agua

1 Taza = 8 OZ

Medicamentos/suplementos

	bajo	medio	alto
Calidad del sueño	○	○	○
Nivel de energía	○	○	○
Nivel de actividad	○	○	○

Mi estado de ánimo — mal — normal — bien ○○○○○○○○○

Ejercicio

Notas, objetivos, acontecimientos diarios

Registro de alimentos

Alimentación	Tiempo	Inmediatamente	Después de 1 hora	Después de 3 horas

Realice un seguimiento de su dieta, estado de ánimo, comidas, calorías, medicamentos/suplementos, ejercicio, peso y cirugía de bypass gástrico.

Libro de registro de la manga gástrica

Fecha : / /

Peso

Consumo de agua

1 Taza = 8 OZ

Medicamentos/suplementos

	bajo	medio	alto
Calidad del sueño	○	○	○
Nivel de energía	○	○	○
Nivel de actividad	○	○	○

Mi estado de ánimo

mal — normal — bien

○○○○○○○○○

Ejercicio

Notas, objetivos, acontecimientos diarios

Registro de alimentos

Alimentación	Tiempo	Inmediatamente	Después de 1 hora	Después de 3 horas

Realice un seguimiento de su dieta, estado de ánimo, comidas, calorías, medicamentos/suplementos, ejercicio, peso y cirugía de bypass gástrico.

Libro de registro de la manga gástrica

Fecha :   / /

Peso

Consumo de agua

1 Taza = 8 OZ

Medicamentos/suplementos

____

____

____

____

	bajo	medio	alto
Calidad del sueño	○	○	○
Nivel de energía	○	○	○
Nivel de actividad	○	○	○

Mi estado de ánimo — mal ··· normal ··· bien ○○○○○○○○○

Ejercicio

____

____

____

____

____

____

Notas, objetivos, acontecimientos diarios

____

____

____

____

____

____

____

Registro de alimentos

Alimentación	Tiempo	Inmediatamente	Después de 1 hora	Después de 3 horas

Realice un seguimiento de su dieta, estado de ánimo, comidas, calorías, medicamentos/suplementos, ejercicio, peso y cirugía de bypass gástrico.

Libro de registro de la manga gástrica

Fecha : / /

Peso

Consumo de agua

1 Taza = 8 OZ

Medicamentos/suplementos

	bajo	medio	alto
Calidad del sueño	○	○	○
Nivel de energía	○	○	○
Nivel de actividad	○	○	○

Mi estado de ánimo   mal — normal — bien   ○○○○○○○○○

Ejercicio

Notas, objetivos, acontecimientos diarios

Registro de alimentos

Alimentación	Tiempo	Inmediatamente	Después de 1 hora	Después de 3 horas

Realice un seguimiento de su dieta, estado de ánimo, comidas, calorías, medicamentos/suplementos, ejercicio, peso y cirugía de bypass gástrico.

Libro de registro de la manga gástrica

Fecha : / /

Peso

Consumo de agua

1 Taza = 8 OZ

Medicamentos/suplementos

	bajo	medio	alto
Calidad del sueño	○	○	○
Nivel de energía	○	○	○
Nivel de actividad	○	○	○

Mi estado de ánimo
mal — normal — bien
○○○○○○○○○

Ejercicio

Notas, objetivos, acontecimientos diarios

Registro de alimentos

Alimentación	Tiempo	Inmediatamente	Después de 1 hora	Después de 3 horas

Realice un seguimiento de su dieta, estado de ánimo, comidas, calorías, medicamentos/suplementos, ejercicio, peso y cirugía de bypass gástrico.

Libro de registro de la manga gástrica

Fecha : / /

Peso

Consumo de agua

1 Taza = 8 OZ

Medicamentos/suplementos

	bajo	medio	alto
Calidad del sueño	○	○	○
Nivel de energía	○	○	○
Nivel de actividad	○	○	○

Mi estado de ánimo

mal — normal — bien

Ejercicio

Notas, objetivos, acontecimientos diarios

Registro de alimentos

Alimentación	Tiempo	Inmediatamente	Después de 1 hora	Después de 3 horas

Realice un seguimiento de su dieta, estado de ánimo, comidas, calorías,medicamentos/suplementos, ejercicio, peso y cirugía de bypass gástrico.

Libro de registro de la manga gástrica

Fecha : / /

Peso

Consumo de agua

1 Taza = 8 OZ

Medicamentos/suplementos

	bajo	medio	alto
Calidad del sueño	○	○	○
Nivel de energía	○	○	○
Nivel de actividad	○	○	○

Mi estado de ánimo

mal — normal — bien

Ejercicio

Notas, objetivos, acontecimientos diarios

Registro de alimentos

Alimentación	Tiempo	Inmediatamente	Después de 1 hora	Después de 3 horas

Realice un seguimiento de su dieta, estado de ánimo, comidas, calorías, medicamentos/suplementos, ejercicio, peso y cirugía de bypass gástrico.

Libro de registro de la manga gástrica

Fecha :   / /

Peso

Consumo de agua

1 Taza = 8 OZ

Medicamentos/suplementos

	bajo	medio	alto
Calidad del sueño	○	○	○
Nivel de energía	○	○	○
Nivel de actividad	○	○	○

Mi estado de ánimo   mal — ○○○○○○○○○ — normal ▾ — bien ▾

Ejercicio

Notas, objetivos, acontecimientos diarios

Registro de alimentos

Alimentación	Tiempo	Inmediatamente	Después de 1 hora	Después de 3 horas

Realice un seguimiento de su dieta, estado de ánimo, comidas, calorías, medicamentos/suplementos, ejercicio, peso y cirugía de bypass gástrico.

Libro de registro de la manga gástrica

Fecha :   / /

Peso

Consumo de agua

1 Taza = 8 OZ

Medicamentos/suplementos

	bajo	medio	alto
Calidad del sueño	○	○	○
Nivel de energía	○	○	○
Nivel de actividad	○	○	○

Mi estado de ánimo   mal   normal   bien
○ ○ ○ ○ ○ ○ ○ ○ ○

Ejercicio

Notas, objetivos, acontecimientos diarios

Registro de alimentos

Alimentación	Tiempo	Inmediatamente	Después de 1 hora	Después de 3 horas

Realice un seguimiento de su dieta, estado de ánimo, comidas, calorías, medicamentos/suplementos, ejercicio, peso y cirugía de bypass gástrico.

Libro de registro de la manga gástrica

Fecha : / /

Peso

Consumo de agua

1 Taza = 8 OZ

Medicamentos/suplementos

	bajo	medio	alto
Calidad del sueño	○	○	○
Nivel de energía	○	○	○
Nivel de actividad	○	○	○

Mi estado de ánimo mal — normal — bien ○○○○○○○○○

Ejercicio

Notas, objetivos, acontecimientos diarios

Registro de alimentos

Alimentación	Tiempo	Inmediatamente	Después de 1 hora	Después de 3 horas

Realice un seguimiento de su dieta, estado de ánimo, comidas, calorías,medicamentos/suplementos, ejercicio, peso y cirugía de bypass gástrico.

Libro de registro de la manga gástrica

Fecha :   /   /

Peso

Consumo de agua

1 Taza = 8 OZ

Medicamentos/suplementos

	bajo	medio	alto
Calidad del sueño	○	○	○
Nivel de energía	○	○	○
Nivel de actividad	○	○	○

Mi estado de ánimo   mal   normal   bien

Ejercicio

Notas, objetivos, acontecimientos diarios

Registro de alimentos

Alimentación	Tiempo	Inmediatamente	Después de 1 hora	Después de 3 horas

Realice un seguimiento de su dieta, estado de ánimo, comidas, calorías, medicamentos/suplementos, ejercicio, peso y cirugía de bypass gástrico.

Libro de registro de la manga gástrica

Fecha : / /

Peso

Consumo de agua

1 Taza = 8 OZ

Medicamentos/suplementos

	bajo	medio	alto
Calidad del sueño	○	○	○
Nivel de energía	○	○	○
Nivel de actividad	○	○	○

Mi estado de ánimo mal — normal — bien

Ejercicio

Notas, objetivos, acontecimientos diarios

Registro de alimentos

Alimentación	Tiempo	Inmediatamente	Después de 1 hora	Después de 3 horas

Realice un seguimiento de su dieta, estado de ánimo, comidas, calorías, medicamentos/suplementos, ejercicio, peso y cirugía de bypass gástrico.

Libro de registro de la manga gástrica

Fecha : / /

Peso

Consumo de agua

1 Taza = 8 OZ

Medicamentos/suplementos

	bajo	medio	alto
Calidad del sueño	○	○	○
Nivel de energía	○	○	○
Nivel de actividad	○	○	○

Mi estado de ánimo

mal — normal — bien

Ejercicio

Notas, objetivos, acontecimientos diarios

Registro de alimentos

Alimentación	Tiempo	Inmediatamente	Después de 1 hora	Después de 3 horas

Realice un seguimiento de su dieta, estado de ánimo, comidas, calorías, medicamentos/suplementos, ejercicio, peso y cirugía de bypass gástrico.

Libro de registro de la manga gástrica

Fecha : / /

Peso

Consumo de agua

1 Taza = 8 OZ

Medicamentos/suplementos

	bajo	medio	alto
Calidad del sueño	○	○	○
Nivel de energía	○	○	○
Nivel de actividad	○	○	○

Mi estado de ánimo   mal   normal   bien

Ejercicio

Notas, objetivos, acontecimientos diarios

Registro de alimentos

Alimentación	Tiempo	Inmediatamente	Después de 1 hora	Después de 3 horas

Realice un seguimiento de su dieta, estado de ánimo, comidas, calorías, medicamentos/suplementos, ejercicio, peso y cirugía de bypass gástrico.

Libro de registro de la manga gástrica

Fecha : / /

Peso

Consumo de agua

1 Taza = 8 OZ

bajo	medio	alto
Calidad del sueño	○	○	○
Nivel de energía	○	○	○
Nivel de actividad	○	○	○

Medicamentos/suplementos

Mi estado de ánimo — mal ○○○○○○○○○ bien — normal

Ejercicio

Notas, objetivos, acontecimientos diarios

Registro de alimentos

Alimentación	Tiempo	Inmediatamente	Después de 1 hora	Después de 3 horas

Realice un seguimiento de su dieta, estado de ánimo, comidas, calorías, medicamentos/suplementos, ejercicio, peso y cirugía de bypass gástrico.

Libro de registro de la manga gástrica

Fecha :   /   /

Peso

Consumo de agua

1 Taza = 8 OZ

Medicamentos/suplementos

	bajo	medio	alto
Calidad del sueño	○	○	○
Nivel de energía	○	○	○
Nivel de actividad	○	○	○

Mi estado de ánimo   mal   normal   bien   ○○○○○○○○○

Ejercicio

Notas, objetivos, acontecimientos diarios

Registro de alimentos

Alimentación	Tiempo	Inmediatamente	Después de 1 hora	Después de 3 horas

Realice un seguimiento de su dieta, estado de ánimo, comidas, calorías,medicamentos/suplementos, ejercicio, peso y cirugía de bypass gástrico.

Libro de registro de la manga gástrica

Fecha :   / /

Peso

Consumo de agua

1 Taza = 8 OZ

Medicamentos/suplementos

	bajo	medio	alto
Calidad del sueño	○	○	○
Nivel de energía	○	○	○
Nivel de actividad	○	○	○

Mi estado de ánimo   mal   normal   bien

Ejercicio

Notas, objetivos, acontecimientos diarios

Registro de alimentos

Alimentación	Tiempo	Inmediatamente	Después de 1 hora	Después de 3 horas

Realice un seguimiento de su dieta, estado de ánimo, comidas, calorías, medicamentos/suplementos, ejercicio, peso y cirugía de bypass gástrico.

Libro de registro de la manga gástrica

Fecha : / /

Peso

Consumo de agua

1 Taza = 8 OZ

Medicamentos/suplementos

	bajo	medio	alto
Calidad del sueño	○	○	○
Nivel de energía	○	○	○
Nivel de actividad	○	○	○

Mi estado de ánimo   mal — normal — bien

Ejercicio

Notas, objetivos, acontecimientos diarios

Registro de alimentos

Alimentación	Tiempo	Inmediatamente	Después de 1 hora	Después de 3 horas

Realice un seguimiento de su dieta, estado de ánimo, comidas, calorías,medicamentos/suplementos, ejercicio, peso y cirugía de bypass gástrico.

Libro de registro de la manga gástrica

Fecha :   /   /

Peso

Consumo de agua

1 Taza = 8 OZ

Medicamentos/suplementos

	bajo	medio	alto
Calidad del sueño	○	○	○
Nivel de energía	○	○	○
Nivel de actividad	○	○	○

Mi estado de ánimo   mal — normal — bien   ○○○○○○○○○

Ejercicio

Notas, objetivos, acontecimientos diarios

Registro de alimentos

Alimentación	Tiempo	Inmediatamente	Después de 1 hora	Después de 3 horas

Realice un seguimiento de su dieta, estado de ánimo, comidas, calorías, medicamentos/suplementos, ejercicio, peso y cirugía de bypass gástrico.

Libro de registro de la manga gástrica

Fecha :   /   /

Peso

Medicamentos/suplementos

____

____

____

Consumo de agua

1 Taza = 8 OZ

	bajo	medio	alto
Calidad del sueño	○	○	○
Nivel de energía	○	○	○
Nivel de actividad	○	○	○

Mi estado de ánimo   mal — normal — bien   ○○○○○○○○○

Ejercicio

____

____

____

____

____

____

Notas, objetivos, acontecimientos diarios

____

____

____

____

____

____

Registro de alimentos

Alimentación	Tiempo	Inmediatamente	Después de 1 hora	Después de 3 horas

Realice un seguimiento de su dieta, estado de ánimo, comidas, calorías, medicamentos/suplementos, ejercicio, peso y cirugía de bypass gástrico.

Libro de registro de la manga gástrica

Fecha :   /   /

Peso

Medicamentos/suplementos

Consumo de agua

1 Taza = 8 OZ

	bajo	medio	alto
Calidad del sueño	○	○	○
Nivel de energía	○	○	○
Nivel de actividad	○	○	○

Mi estado de ánimo
mal — normal — bien
○○○○○○○○○

Ejercicio

Notas, objetivos, acontecimientos diarios

Registro de alimentos

Alimentación	Tiempo	Inmediatamente	Después de 1 hora	Después de 3 horas

Realice un seguimiento de su dieta, estado de ánimo, comidas, calorías, medicamentos/suplementos, ejercicio, peso y cirugía de bypass gástrico.

Libro de registro de la manga gástrica

Fecha : / /

Peso

Consumo de agua

1 Taza = 8 OZ

Medicamentos/suplementos

	bajo	medio	alto
Calidad del sueño	○	○	○
Nivel de energía	○	○	○
Nivel de actividad	○	○	○

Mi estado de ánimo

mal — normal — bien

○○○○○○○○○

Ejercicio

Notas, objetivos, acontecimientos diarios

Registro de alimentos

Alimentación	Tiempo	Inmediatamente	Después de 1 hora	Después de 3 horas

Realice un seguimiento de su dieta, estado de ánimo, comidas, calorías, medicamentos/suplementos, ejercicio, peso y cirugía de bypass gástrico.

Libro de registro de la manga gástrica

Fecha : / /

Peso

Consumo de agua

1 Taza = 8 OZ

Medicamentos/suplementos

	bajo	medio	alto
Calidad del sueño	○	○	○
Nivel de energía	○	○	○
Nivel de actividad	○	○	○

Mi estado de ánimo — mal · normal · bien

○○○○○○○○○

Ejercicio

Notas, objetivos, acontecimientos diarios

Registro de alimentos

Alimentación	Tiempo	Inmediatamente	Después de 1 hora	Después de 3 horas

Realice un seguimiento de su dieta, estado de ánimo, comidas, calorías,medicamentos/suplementos, ejercicio, peso y cirugía de bypass gástrico.

Libro de registro de la manga gástrica

Fecha :   /   /

Peso

Consumo de agua

1 Taza = 8 OZ

Medicamentos/suplementos

	bajo	medio	alto
Calidad del sueño	○	○	○
Nivel de energía	○	○	○
Nivel de actividad	○	○	○

Mi estado de ánimo   mal — normal — bien

Ejercicio

Notas, objetivos, acontecimientos diarios

Registro de alimentos

Alimentación	Tiempo	Inmediatamente	Después de 1 hora	Después de 3 horas

Realice un seguimiento de su dieta, estado de ánimo, comidas, calorías, medicamentos/suplementos, ejercicio, peso y cirugía de bypass gástrico.

Libro de registro de la manga gástrica

Fecha : / /

Peso

Consumo de agua

1 Taza = 8 OZ

Medicamentos/suplementos

	bajo	medio	alto
Calidad del sueño	○	○	○
Nivel de energía	○	○	○
Nivel de actividad	○	○	○

Mi estado de ánimo

mal — normal — bien

Ejercicio

Notas, objetivos, acontecimientos diarios

Registro de alimentos

Alimentación	Tiempo	Inmediatamente	Después de 1 hora	Después de 3 horas

Realice un seguimiento de su dieta, estado de ánimo, comidas, calorías, medicamentos/suplementos, ejercicio, peso y cirugía de bypass gástrico.

Libro de registro de la manga gástrica

Fecha :   / /

Peso

Consumo de agua

1 Taza = 8 OZ

Medicamentos/suplementos

	bajo	medio	alto
Calidad del sueño	○	○	○
Nivel de energía	○	○	○
Nivel de actividad	○	○	○

Mi estado de ánimo   mal — normal — bien   ○○○○○○○○○

Ejercicio

Notas, objetivos, acontecimientos diarios

Registro de alimentos

Alimentación	Tiempo	Inmediatamente	Después de 1 hora	Después de 3 horas

Realice un seguimiento de su dieta, estado de ánimo, comidas, calorías,medicamentos/suplementos, ejercicio, peso y cirugía de bypass gástrico.

Libro de registro de la manga gástrica

Fecha : / /

Peso

Consumo de agua

1 Taza = 8 OZ

Medicamentos/suplementos

	bajo	medio	alto
Calidad del sueño	○	○	○
Nivel de energía	○	○	○
Nivel de actividad	○	○	○

Mi estado de ánimo mal — normal — bien
○○○○○○○○○

Ejercicio

Notas, objetivos, acontecimientos diarios

Registro de alimentos

Alimentación	Tiempo	Inmediatamente	Después de 1 hora	Después de 3 horas

Realice un seguimiento de su dieta, estado de ánimo, comidas, calorías, medicamentos/suplementos, ejercicio, peso y cirugía de bypass gástrico.

Libro de registro de la manga gástrica

| Fecha : / / |
| Peso |

Consumo de agua

1 Taza = 8 OZ

Medicamentos/suplementos

	bajo	medio	alto
Calidad del sueño	○	○	○
Nivel de energía	○	○	○
Nivel de actividad	○	○	○

Mi estado de ánimo

mal — normal — bien

Ejercicio

Notas, objetivos, acontecimientos diarios

Registro de alimentos

Alimentación	Tiempo	Inmediatamente	Después de 1 hora	Después de 3 horas

Realice un seguimiento de su dieta, estado de ánimo, comidas, calorías, medicamentos/suplementos, ejercicio, peso y cirugía de bypass gástrico.

Libro de registro de la manga gástrica

Fecha :   /   /

Peso

Consumo de agua

1 Taza = 8 OZ

Medicamentos/suplementos

	bajo	medio	alto
Calidad del sueño	○	○	○
Nivel de energía	○	○	○
Nivel de actividad	○	○	○

Mi estado de ánimo   mal · normal · bien

Ejercicio

Notas, objetivos, acontecimientos diarios

Registro de alimentos

Alimentación	Tiempo	Inmediatamente	Después de 1 hora	Después de 3 horas

Realice un seguimiento de su dieta, estado de ánimo, comidas, calorías,medicamentos/suplementos, ejercicio, peso y cirugía de bypass gástrico.

Libro de registro de la manga gástrica

Fecha : / /

Peso

Consumo de agua

1 Taza = 8 OZ

Medicamentos/suplementos

	bajo	medio	alto
Calidad del sueño	○	○	○
Nivel de energía	○	○	○
Nivel de actividad	○	○	○

Mi estado de ánimo

mal — normal — bien

Ejercicio

Notas, objetivos, acontecimientos diarios

Registro de alimentos

Alimentación	Tiempo	Inmediatamente	Después de 1 hora	Después de 3 horas

Realice un seguimiento de su dieta, estado de ánimo, comidas, calorías, medicamentos/suplementos, ejercicio, peso y cirugía de bypass gástrico.

Libro de registro de la manga gástrica

Fecha :   /   /

Peso

Consumo de agua

1 Taza = 8 OZ

Medicamentos/suplementos

	bajo	medio	alto
Calidad del sueño	○	○	○
Nivel de energía	○	○	○
Nivel de actividad	○	○	○

Mi estado de ánimo   mal — normal — bien
○○○○○○○○○

Ejercicio

Notas, objetivos, acontecimientos diarios

Registro de alimentos

Alimentación	Tiempo	Inmediatamente	Después de 1 hora	Después de 3 horas

Realice un seguimiento de su dieta, estado de ánimo, comidas, calorías, medicamentos/suplementos, ejercicio, peso y cirugía de bypass gástrico.

Libro de registro de la manga gástrica

Fecha : / /

Peso

Consumo de agua

1 Taza = 8 OZ

Medicamentos/suplementos

	bajo	medio	alto
Calidad del sueño	○	○	○
Nivel de energía	○	○	○
Nivel de actividad	○	○	○

Mi estado de ánimo — mal · normal · bien
○○○○○○○○○

Ejercicio

Notas, objetivos, acontecimientos diarios

Registro de alimentos

Alimentación	Tiempo	Inmediatamente	Después de 1 hora	Después de 3 horas

Realice un seguimiento de su dieta, estado de ánimo, comidas, calorías, medicamentos/suplementos, ejercicio, peso y cirugía de bypass gástrico.

Libro de registro de la manga gástrica

Fecha :   /   /

Peso

Medicamentos/suplementos

Consumo de agua

1 Taza = 8 OZ

	bajo	medio	alto
Calidad del sueño	○	○	○
Nivel de energía	○	○	○
Nivel de actividad	○	○	○

Mi estado de ánimo — mal · normal · bien ○○○○○○○○○

Ejercicio

Notas, objetivos, acontecimientos diarios

Registro de alimentos

Alimentación	Tiempo	Inmediatamente	Después de 1 hora	Después de 3 horas

Realice un seguimiento de su dieta, estado de ánimo, comidas, calorías, medicamentos/suplementos, ejercicio, peso y cirugía de bypass gástrico.

Libro de registro de la manga gástrica

Fecha : / /

Peso

Consumo de agua

1 Taza = 8 OZ

Medicamentos/suplementos

	bajo	medio	alto
Calidad del sueño	○	○	○
Nivel de energía	○	○	○
Nivel de actividad	○	○	○

Mi estado de ánimo mal — normal — bien
○ ○ ○ ○ ○ ○ ○ ○ ○

Ejercicio

Notas, objetivos, acontecimientos diarios

Registro de alimentos

Alimentación	Tiempo	Inmediatamente	Después de 1 hora	Después de 3 horas

Realice un seguimiento de su dieta, estado de ánimo, comidas, calorías, medicamentos/suplementos, ejercicio, peso y cirugía de bypass gástrico.

Libro de registro de la manga gástrica

Fecha : / /

Peso

Consumo de agua

1 Taza = 8 OZ

Medicamentos/suplementos

	bajo	medio	alto
Calidad del sueño	○	○	○
Nivel de energía	○	○	○
Nivel de actividad	○	○	○

Mi estado de ánimo

mal — normal — bien

Ejercicio

Notas, objetivos, acontecimientos diarios

Registro de alimentos

Alimentación	Tiempo	Inmediatamente	Después de 1 hora	Después de 3 horas

Realice un seguimiento de su dieta, estado de ánimo, comidas, calorías, medicamentos/suplementos, ejercicio, peso y cirugía de bypass gástrico.

Libro de registro de la manga gástrica

Fecha :   /   /

Peso

Consumo de agua

1 Taza = 8 OZ

Medicamentos/suplementos

	bajo	medio	alto
Calidad del sueño	○	○	○
Nivel de energía	○	○	○
Nivel de actividad	○	○	○

Mi estado de ánimo   mal   normal   bien

Ejercicio

Notas, objetivos, acontecimientos diarios

Registro de alimentos

Alimentación	Tiempo	Inmediatamente	Después de 1 hora	Después de 3 horas

Realice un seguimiento de su dieta, estado de ánimo, comidas, calorías,medicamentos/suplementos, ejercicio, peso y cirugía de bypass gástrico.

Libro de registro de la manga gástrica

Fecha : / /

Peso

Consumo de agua

1 Taza = 8 OZ

Medicamentos/suplementos

	bajo	medio	alto
Calidad del sueño	○	○	○
Nivel de energía	○	○	○
Nivel de actividad	○	○	○

Mi estado de ánimo

mal   normal   bien
○○○○○○○○○

Ejercicio

Notas, objetivos, acontecimientos diarios

Registro de alimentos

Alimentación	Tiempo	Inmediatamente	Después de 1 hora	Después de 3 horas

Realice un seguimiento de su dieta, estado de ánimo, comidas, calorías,medicamentos/suplementos, ejercicio, peso y cirugía de bypass gástrico.

Libro de registro de la manga gástrica

Fecha : / /

Peso

Consumo de agua

1 Taza = 8 OZ

Medicamentos/suplementos

	bajo	medio	alto
Calidad del sueño	○	○	○
Nivel de energía	○	○	○
Nivel de actividad	○	○	○

Mi estado de ánimo   mal — normal — bien   ○○○○○○○○○

Ejercicio

Notas, objetivos, acontecimientos diarios

Registro de alimentos

Alimentación	Tiempo	Inmediatamente	Después de 1 hora	Después de 3 horas

Realice un seguimiento de su dieta, estado de ánimo, comidas, calorías, medicamentos/suplementos, ejercicio, peso y cirugía de bypass gástrico.

Libro de registro de la manga gástrica

Fecha : / /

Peso

Consumo de agua

1 Taza = 8 OZ

Medicamentos/suplementos

	bajo	medio	alto
Calidad del sueño	○	○	○
Nivel de energía	○	○	○
Nivel de actividad	○	○	○

Mi estado de ánimo   mal ○○○○○○○○○ bien (normal)

Ejercicio

Notas, objetivos, acontecimientos diarios

Registro de alimentos

Alimentación	Tiempo	Inmediatamente	Después de 1 hora	Después de 3 horas

Realice un seguimiento de su dieta, estado de ánimo, comidas, calorías, medicamentos/suplementos, ejercicio, peso y cirugía de bypass gástrico.

Libro de registro de la manga gástrica

Fecha : / /

Peso

Consumo de agua

1 Taza = 8 OZ

Medicamentos/suplementos

	bajo	medio	alto
Calidad del sueño	○	○	○
Nivel de energía	○	○	○
Nivel de actividad	○	○	○

Mi estado de ánimo mal · normal · bien ○○○○○○○○○

Ejercicio

Notas, objetivos, acontecimientos diarios

Registro de alimentos

Alimentación	Tiempo	Inmediatamente	Después de 1 hora	Después de 3 horas

Realice un seguimiento de su dieta, estado de ánimo, comidas, calorías, medicamentos/suplementos, ejercicio, peso y cirugía de bypass gástrico.

Libro de registro de la manga gástrica

Fecha : / /

Peso

Consumo de agua

1 Taza = 8 OZ

Medicamentos/suplementos

	bajo	medio	alto
Calidad del sueño	○	○	○
Nivel de energía	○	○	○
Nivel de actividad	○	○	○

Mi estado de ánimo — mal / normal / bien

Ejercicio

Notas, objetivos, acontecimientos diarios

Registro de alimentos

Alimentación	Tiempo	Inmediatamente	Después de 1 hora	Después de 3 horas

Realice un seguimiento de su dieta, estado de ánimo, comidas, calorías,medicamentos/suplementos, ejercicio, peso y cirugía de bypass gástrico.

Libro de registro de la manga gástrica

Fecha :   /   /

Peso

Consumo de agua

1 Taza = 8 OZ

Medicamentos/suplementos

	bajo	medio	alto
Calidad del sueño	○	○	○
Nivel de energía	○	○	○
Nivel de actividad	○	○	○

Mi estado de ánimo — mal — normal — bien

Ejercicio

Notas, objetivos, acontecimientos diarios

Registro de alimentos

Alimentación	Tiempo	Inmediatamente	Después de 1 hora	Después de 3 horas

Realice un seguimiento de su dieta, estado de ánimo, comidas, calorías, medicamentos/suplementos, ejercicio, peso y cirugía de bypass gástrico.

Libro de registro de la manga gástrica

Fecha :   /   /

Peso

Consumo de agua

1 Taza = 8 OZ

Medicamentos/suplementos

	bajo	medio	alto
Calidad del sueño	○	○	○
Nivel de energía	○	○	○
Nivel de actividad	○	○	○

Mi estado de ánimo

mal — normal — bien

Ejercicio

Notas, objetivos, acontecimientos diarios

Registro de alimentos

Alimentación	Tiempo	Inmediatamente	Después de 1 hora	Después de 3 horas

Realice un seguimiento de su dieta, estado de ánimo, comidas, calorías,medicamentos/suplementos, ejercicio, peso y cirugía de bypass gástrico.

Libro de registro de la manga gástrica

Fecha : / /

Peso

Consumo de agua

1 Taza = 8 OZ

Medicamentos/suplementos

	bajo	medio	alto
Calidad del sueño	○	○	○
Nivel de energía	○	○	○
Nivel de actividad	○	○	○

Mi estado de ánimo

mal — normal — bien

○○○○○○○○○

Ejercicio

Notas, objetivos, acontecimientos diarios

Registro de alimentos

Alimentación	Tiempo	Inmediatamente	Después de 1 hora	Después de 3 horas

Realice un seguimiento de su dieta, estado de ánimo, comidas, calorías, medicamentos/suplementos, ejercicio, peso y cirugía de bypass gástrico.

Libro de registro de la manga gástrica

Fecha :   / /

Peso

Medicamentos/suplementos

Consumo de agua

1 Taza = 8 OZ

	bajo	medio	alto
Calidad del sueño	○	○	○
Nivel de energía	○	○	○
Nivel de actividad	○	○	○

Mi estado de ánimo   mal — normal — bien ○○○○○○○○○

Ejercicio

Notas, objetivos, acontecimientos diarios

Registro de alimentos

Alimentación	Tiempo	Inmediatamente	Después de 1 hora	Después de 3 horas

Realice un seguimiento de su dieta, estado de ánimo, comidas, calorías, medicamentos/suplementos, ejercicio, peso y cirugía de bypass gástrico.

Libro de registro de la manga gástrica

Fecha :   /   /

Peso

Consumo de agua

1 Taza = 8 OZ

Medicamentos/suplementos

	bajo	medio	alto
Calidad del sueño	○	○	○
Nivel de energía	○	○	○
Nivel de actividad	○	○	○

Mi estado de ánimo   mal ◦ ○ ○ ○ ○ ◦ ○ ○ ○ ○ ◦ normal · · · bien

Ejercicio

Notas, objetivos, acontecimientos diarios

Registro de alimentos

Alimentación	Tiempo	Inmediatamente	Después de 1 hora	Después de 3 horas

Realice un seguimiento de su dieta, estado de ánimo, comidas, calorías, medicamentos/suplementos, ejercicio, peso y cirugía de bypass gástrico.

Libro de registro de la manga gástrica

Fecha :   / /

Peso

Medicamentos/suplementos

Consumo de agua

1 Taza = 8 OZ

	bajo	medio	alto
Calidad del sueño	○	○	○
Nivel de energía	○	○	○
Nivel de actividad	○	○	○

Mi estado de ánimo   mal — normal — bien   ○○○○○○○○○

Ejercicio

Notas, objetivos, acontecimientos diarios

Registro de alimentos

Alimentación	Tiempo	Inmediatamente	Después de 1 hora	Después de 3 horas

Realice un seguimiento de su dieta, estado de ánimo, comidas, calorías,medicamentos/suplementos, ejercicio, peso y cirugía de bypass gástrico.

Libro de registro de la manga gástrica

Fecha :   / /

Peso

Consumo de agua

1 Taza = 8 OZ

Medicamentos/suplementos

	bajo	medio	alto
Calidad del sueño	○	○	○
Nivel de energía	○	○	○
Nivel de actividad	○	○	○

Mi estado de ánimo   mal — normal — bien

Ejercicio

Notas, objetivos, acontecimientos diarios

Registro de alimentos

Alimentación	Tiempo	Inmediatamente	Después de 1 hora	Después de 3 horas

Realice un seguimiento de su dieta, estado de ánimo, comidas, calorías,medicamentos/suplementos, ejercicio, peso y cirugía de bypass gástrico.

Libro de registro de la manga gástrica

Fecha :   /   /

Peso

Medicamentos/suplementos

Consumo de agua

1 Taza = 8 OZ

	bajo	medio	alto
Calidad del sueño	○	○	○
Nivel de energía	○	○	○
Nivel de actividad	○	○	○

Mi estado de ánimo   mal   normal   bien   ○○○○○○○○○

Ejercicio

Notas, objetivos, acontecimientos diarios

Registro de alimentos

Alimentación	Tiempo	Inmediatamente	Después de 1 hora	Después de 3 horas

Realice un seguimiento de su dieta, estado de ánimo, comidas, calorías, medicamentos/suplementos, ejercicio, peso y cirugía de bypass gástrico.

Libro de registro de la manga gástrica

Fecha : / /

Peso

Consumo de agua

1 Taza = 8 OZ

Medicamentos/suplementos

	bajo	medio	alto
Calidad del sueño	○	○	○
Nivel de energía	○	○	○
Nivel de actividad	○	○	○

Mi estado de ánimo   mal — normal — bien
○○○○○○○○○

Ejercicio

Notas, objetivos, acontecimientos diarios

Registro de alimentos

Alimentación	Tiempo	Inmediatamente	Después de 1 hora	Después de 3 horas

Realice un seguimiento de su dieta, estado de ánimo, comidas, calorías, medicamentos/suplementos, ejercicio, peso y cirugía de bypass gástrico.

Libro de registro de la manga gástrica

Fecha : / /

Peso

Consumo de agua

1 Taza = 8 OZ

Medicamentos/suplementos

	bajo	medio	alto
Calidad del sueño	○	○	○
Nivel de energía	○	○	○
Nivel de actividad	○	○	○

Mi estado de ánimo

mal — normal — bien

Ejercicio

Notas, objetivos, acontecimientos diarios

Registro de alimentos

Alimentación	Tiempo	Inmediatamente	Después de 1 hora	Después de 3 horas

Realice un seguimiento de su dieta, estado de ánimo, comidas, calorías, medicamentos/suplementos, ejercicio, peso y cirugía de bypass gástrico.

Libro de registro de la manga gástrica

Fecha :   /   /

Peso

Consumo de agua

1 Taza = 8 OZ

Medicamentos/suplementos

	bajo	medio	alto
Calidad del sueño	○	○	○
Nivel de energía	○	○	○
Nivel de actividad	○	○	○

Mi estado de ánimo   mal — normal — bien   ○○○○○○○○○

Ejercicio

Notas, objetivos, acontecimientos diarios

Registro de alimentos

Alimentación	Tiempo	Inmediatamente	Después de 1 hora	Después de 3 horas

Realice un seguimiento de su dieta, estado de ánimo, comidas, calorías, medicamentos/suplementos, ejercicio, peso y cirugía de bypass gástrico.

Libro de registro de la manga gástrica

Fecha : / /

Peso

Consumo de agua

1 Taza = 8 OZ

Medicamentos/suplementos

	bajo	medio	alto
Calidad del sueño	○	○	○
Nivel de energía	○	○	○
Nivel de actividad	○	○	○

Mi estado de ánimo

mal　　　normal　　　bien

Ejercicio

Notas, objetivos, acontecimientos diarios

Registro de alimentos

Alimentación	Tiempo	Inmediatamente	Después de 1 hora	Después de 3 horas

Realice un seguimiento de su dieta, estado de ánimo, comidas, calorías, medicamentos/suplementos, ejercicio, peso y cirugía de bypass gástrico.

Libro de registro de la manga gástrica

Fecha : / /

Peso

Consumo de agua

1 Taza = 8 OZ

		bajo	medio	alto
Calidad del sueño		○	○	○
Nivel de energía		○	○	○
Nivel de actividad		○	○	○

Medicamentos/suplementos

Mi estado de ánimo

mal · · · normal · · · bien

○○○○○○○○○

Ejercicio

Notas, objetivos, acontecimientos diarios

Registro de alimentos

Alimentación	Tiempo	Inmediatamente	Después de 1 hora	Después de 3 horas

Realice un seguimiento de su dieta, estado de ánimo, comidas, calorías,medicamentos/suplementos, ejercicio, peso y cirugía de bypass gástrico.

Libro de registro de la manga gástrica

Fecha : / /

Peso

Consumo de agua

1 Taza = 8 OZ

Medicamentos/suplementos

	bajo	medio	alto
Calidad del sueño	○	○	○
Nivel de energía	○	○	○
Nivel de actividad	○	○	○

Mi estado de ánimo   mal — normal — bien

Ejercicio

Notas, objetivos, acontecimientos diarios

Registro de alimentos

Alimentación	Tiempo	Inmediatamente	Después de 1 hora	Después de 3 horas

Realice un seguimiento de su dieta, estado de ánimo, comidas, calorías, medicamentos/suplementos, ejercicio, peso y cirugía de bypass gástrico.

Libro de registro de la manga gástrica

Fecha :   /   /

Peso

Consumo de agua

1 Taza = 8 OZ

Medicamentos/suplementos

	bajo	medio	alto
Calidad del sueño	○	○	○
Nivel de energía	○	○	○
Nivel de actividad	○	○	○

Mi estado de ánimo

mal — normal — bien

○○○○○○○○○

Ejercicio

Notas, objetivos, acontecimientos diarios

Registro de alimentos

Alimentación	Tiempo	Inmediatamente	Después de 1 hora	Después de 3 horas

Realice un seguimiento de su dieta, estado de ánimo, comidas, calorías,medicamentos/suplementos, ejercicio, peso y cirugía de bypass gástrico.

Libro de registro de la manga gástrica

Fecha :   / /

Peso

Consumo de agua

1 Taza = 8 OZ

Medicamentos/suplementos

	bajo	medio	alto
Calidad del sueño	○	○	○
Nivel de energía	○	○	○
Nivel de actividad	○	○	○

Mi estado de ánimo   mal — normal — bien
○○○○○○○○○

Ejercicio

Notas, objetivos, acontecimientos diarios

Registro de alimentos

Alimentación	Tiempo	Inmediatamente	Después de 1 hora	Después de 3 horas

Realice un seguimiento de su dieta, estado de ánimo, comidas, calorías, medicamentos/suplementos, ejercicio, peso y cirugía de bypass gástrico.

Libro de registro de la manga gástrica

Fecha :   /   /

Peso

Consumo de agua

1 Taza = 8 OZ

Medicamentos/suplementos

	bajo	medio	alto
Calidad del sueño	◯	◯	◯
Nivel de energía	◯	◯	◯
Nivel de actividad	◯	◯	◯

Mi estado de ánimo   mal · · · · · normal · · · · · bien

Ejercicio

Notas, objetivos, acontecimientos diarios

Registro de alimentos

Alimentación	Tiempo	Inmediatamente	Después de 1 hora	Después de 3 horas

Realice un seguimiento de su dieta, estado de ánimo, comidas, calorías, medicamentos/suplementos, ejercicio, peso y cirugía de bypass gástrico.

Libro de registro de la manga gástrica

Fecha :   / /

Peso

Consumo de agua

1 Taza = 8 OZ

Medicamentos/suplementos

	bajo	medio	alto
Calidad del sueño	○	○	○
Nivel de energía	○	○	○
Nivel de actividad	○	○	○

Mi estado de ánimo   mal   normal   bien

Ejercicio

Notas, objetivos, acontecimientos diarios

Registro de alimentos

Alimentación	Tiempo	Inmediatamente	Después de 1 hora	Después de 3 horas

Realice un seguimiento de su dieta, estado de ánimo, comidas, calorías, medicamentos/suplementos, ejercicio, peso y cirugía de bypass gástrico.

Libro de registro de la manga gástrica

Fecha : / /

Peso

Consumo de agua

1 Taza = 8 OZ

Medicamentos/suplementos

	bajo	medio	alto
Calidad del sueño	○	○	○
Nivel de energía	○	○	○
Nivel de actividad	○	○	○

Mi estado de ánimo

mal — normal — bien

Ejercicio

Notas, objetivos, acontecimientos diarios

Registro de alimentos

Alimentación	Tiempo	Inmediatamente	Después de 1 hora	Después de 3 horas

Realice un seguimiento de su dieta, estado de ánimo, comidas, calorías, medicamentos/suplementos, ejercicio, peso y cirugía de bypass gástrico.

Libro de registro de la manga gástrica

Fecha :   /   /

Peso

Consumo de agua

1 Taza = 8 OZ

Medicamentos/suplementos

	bajo	medio	alto
Calidad del sueño	○	○	○
Nivel de energía	○	○	○
Nivel de actividad	○	○	○

Mi estado de ánimo   mal — ○○○○○○○○○ — normal — bien

Ejercicio

Notas, objetivos, acontecimientos diarios

Registro de alimentos

Alimentación	Tiempo	Inmediatamente	Después de 1 hora	Después de 3 horas

Realice un seguimiento de su dieta, estado de ánimo, comidas, calorías,medicamentos/suplementos, ejercicio, peso y cirugía de bypass gástrico.

Libro de registro de la manga gástrica

Fecha : / /

Peso

Consumo de agua

1 Taza = 8 OZ

Medicamentos/suplementos

	bajo	medio	alto
Calidad del sueño	○	○	○
Nivel de energía	○	○	○
Nivel de actividad	○	○	○

Mi estado de ánimo

mal — normal — bien

○○○○○○○○○

Ejercicio

Notas, objetivos, acontecimientos diarios

Registro de alimentos

Alimentación	Tiempo	Inmediatamente	Después de 1 hora	Después de 3 horas

Realice un seguimiento de su dieta, estado de ánimo, comidas, calorías,medicamentos/suplementos, ejercicio, peso y cirugía de bypass gástrico.

Libro de registro de la manga gástrica

Fecha : / /

Peso

Consumo de agua

1 Taza = 8 OZ

Medicamentos/suplementos

	bajo	medio	alto
Calidad del sueño	○	○	○
Nivel de energía	○	○	○
Nivel de actividad	○	○	○

Mi estado de ánimo   mal normal bien
○○○○○○○○○

Ejercicio

Notas, objetivos, acontecimientos diarios

Registro de alimentos

Alimentación	Tiempo	Inmediatamente	Después de 1 hora	Después de 3 horas

Realice un seguimiento de su dieta, estado de ánimo, comidas, calorías, medicamentos/suplementos, ejercicio, peso y cirugía de bypass gástrico.

Libro de registro de la manga gástrica

Fecha :   /   /

Peso

Medicamentos/suplementos

Consumo de agua

1 Taza = 8 OZ

	bajo	medio	alto
Calidad del sueño	○	○	○
Nivel de energía	○	○	○
Nivel de actividad	○	○	○

Mi estado de ánimo   mal — normal — bien   ○○○○○○○○○

Ejercicio

Notas, objetivos, acontecimientos diarios

Registro de alimentos

Alimentación	Tiempo	Inmediatamente	Después de 1 hora	Después de 3 horas

Realice un seguimiento de su dieta, estado de ánimo, comidas, calorías, medicamentos/suplementos, ejercicio, peso y cirugía de bypass gástrico.

Libro de registro de la manga gástrica

Fecha :   /   /

Peso

Consumo de agua

1 Taza = 8 OZ

Medicamentos/suplementos

	bajo	medio	alto
Calidad del sueño	○	○	○
Nivel de energía	○	○	○
Nivel de actividad	○	○	○

Mi estado de ánimo   mal   normal   bien

Ejercicio

Notas, objetivos, acontecimientos diarios

Registro de alimentos

Alimentación	Tiempo	Inmediatamente	Después de 1 hora	Después de 3 horas

Realice un seguimiento de su dieta, estado de ánimo, comidas, calorías, medicamentos/suplementos, ejercicio, peso y cirugía de bypass gástrico.

Libro de registro de la manga gástrica

Fecha :   / /

Peso

Consumo de agua

1 Taza = 8 OZ

Medicamentos/suplementos

	bajo	medio	alto
Calidad del sueño	○	○	○
Nivel de energía	○	○	○
Nivel de actividad	○	○	○

Mi estado de ánimo

mal — normal — bien

○○○○○○○○○

Ejercicio

Notas, objetivos, acontecimientos diarios

Registro de alimentos

Alimentación	Tiempo	Inmediatamente	Después de 1 hora	Después de 3 horas

Realice un seguimiento de su dieta, estado de ánimo, comidas, calorías, medicamentos/suplementos, ejercicio, peso y cirugía de bypass gástrico.

Libro de registro de la manga gástrica

Fecha :   /   /

Peso

Consumo de agua

1 Taza = 8 OZ

Medicamentos/suplementos

	bajo	medio	alto
Calidad del sueño	○	○	○
Nivel de energía	○	○	○
Nivel de actividad	○	○	○

Mi estado de ánimo

mal — normal — bien

○ ○ ○ ○ ○ ○ ○ ○ ○

Ejercicio

Notas, objetivos, acontecimientos diarios

Registro de alimentos

Alimentación	Tiempo	Inmediatamente	Después de 1 hora	Después de 3 horas

Realice un seguimiento de su dieta, estado de ánimo, comidas, calorías, medicamentos/suplementos, ejercicio, peso y cirugía de bypass gástrico.

Libro de registro de la manga gástrica

Fecha :   /   /

Peso

Medicamentos/suplementos

Consumo de agua

1 Taza = 8 OZ

	bajo	medio	alto
Calidad del sueño	○	○	○
Nivel de energía	○	○	○
Nivel de actividad	○	○	○

Mi estado de ánimo   mal · normal · bien   ○○○○○○○○○

Ejercicio

Notas, objetivos, acontecimientos diarios

Registro de alimentos

Alimentación	Tiempo	Inmediatamente	Después de 1 hora	Después de 3 horas

Realice un seguimiento de su dieta, estado de ánimo, comidas, calorías, medicamentos/suplementos, ejercicio, peso y cirugía de bypass gástrico.

Libro de registro de la manga gástrica

Fecha :   /   /

Peso

Consumo de agua

1 Taza = 8 OZ

Medicamentos/suplementos

	bajo	medio	alto
Calidad del sueño	○	○	○
Nivel de energía	○	○	○
Nivel de actividad	○	○	○

Mi estado de ánimo   mal — ○○○○○○○○○ bien (normal)

Ejercicio

Notas, objetivos, acontecimientos diarios

Registro de alimentos

Alimentación	Tiempo	Inmediatamente	Después de 1 hora	Después de 3 horas

Realice un seguimiento de su dieta, estado de ánimo, comidas,
calorías,medicamentos/suplementos, ejercicio, peso y cirugía de bypass gástrico.

Libro de registro de la manga gástrica

Fecha : / /

Peso

Consumo de agua

1 Taza = 8 OZ

Medicamentos/suplementos

	bajo	medio	alto
Calidad del sueño	○	○	○
Nivel de energía	○	○	○
Nivel de actividad	○	○	○

Mi estado de ánimo — mal · normal · bien

Ejercicio

Notas, objetivos, acontecimientos diarios

Registro de alimentos

Alimentación	Tiempo	Inmediatamente	Después de 1 hora	Después de 3 horas

Realice un seguimiento de su dieta, estado de ánimo, comidas, calorías, medicamentos/suplementos, ejercicio, peso y cirugía de bypass gástrico.

Libro de registro de la manga gástrica

Fecha : / /

Peso

Consumo de agua

1 Taza = 8 OZ

bajo	medio	alto

	bajo	medio	alto
Calidad del sueño	○	○	○
Nivel de energía	○	○	○
Nivel de actividad	○	○	○

Mi estado de ánimo

mal — normal — bien
○○○○○○○○○

Medicamentos/suplementos

Ejercicio

Notas, objetivos, acontecimientos diarios

Registro de alimentos

Alimentación	Tiempo	Inmediatamente	Después de 1 hora	Después de 3 horas

Realice un seguimiento de su dieta, estado de ánimo, comidas, calorías, medicamentos/suplementos, ejercicio, peso y cirugía de bypass gástrico.

Libro de registro de la manga gástrica

Fecha :   / /

Peso

Medicamentos/suplementos

____
____
____

Consumo de agua

1 Taza = 8 OZ

	bajo	medio	alto
Calidad del sueño	○	○	○
Nivel de energía	○	○	○
Nivel de actividad	○	○	○

Mi estado de ánimo   mal · normal · bien
○○○○○○○○○

Ejercicio

____
____
____
____
____

Notas, objetivos, acontecimientos diarios

____
____
____
____
____
____

Registro de alimentos

Alimentación	Tiempo	Inmediatamente	Después de 1 hora	Después de 3 horas

Realice un seguimiento de su dieta, estado de ánimo, comidas, calorías, medicamentos/suplementos, ejercicio, peso y cirugía de bypass gástrico.

www.ingramcontent.com/pod-product-compliance
Lightning Source LLC
LaVergne TN
LVHW011026200726
843509LV00011B/1201